U0281981

孩子认本草

树上的小中药

马增斌 主编

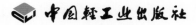
中国轻工业出版社

前言

在我国 960 万平方公里的土地上，生活着各种各样的树木，它们或者是高大挺拔的乔木，如槐树、银杏树、桑树等；或者是低矮丛生的灌木，如栀子树等，无不郁郁葱葱，千姿百态，是净化空气、调节气候、美化环境、维持生态平衡的重要力量。

小朋友，无论是在日常生活中，还是假日出游时，你一定见过很多树木，它们中的一部分不仅具有观赏价值，还给我们提供了许多"舌尖上的美味"。春夏时节，你可以品尝到酸甜清香的桑葚；秋季来临，红彤彤的柿子挂满枝头，无论是脆甜爽口或者绵软多汁的鲜柿子，还是黏甜软糯的柿饼，都是让人挂念的美味。你或许还曾在春末夏初时，采摘清香甘甜的槐花，品尝过槐花烙饼等时令美味。

或许你不知道，很多树木的果实、花朵等，还是中药家族的一员哦。栀子果可以清热除烦，山楂可以消食健胃，蒲桃可以治疗咳嗽，柿蒂可以治疗打嗝等。甚至包括在树上生活的知了，它们的幼虫在羽化成蝉时褪去的外壳，也可以利咽止痒，在中医里被称作"蝉蜕"。树上的小中药究竟有哪些呢？一起到书中了解一下吧！

小朋友，保护树木就是保护我们自己。树木给我们带来这么多的好处，我们也要好好地呵护它们，日常生活中不要随意攀折树木、采摘花果，要节约用纸，注意防火等，从自身做起，做一个爱护环境的小卫士吧。

目录
CONTENTS

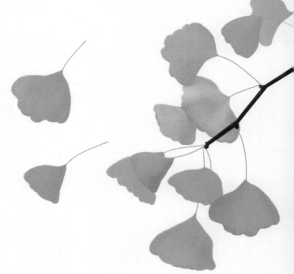

槐花

凉血止血

我叫槐花，是槐树的花朵。"五月槐花香"，每年的春末夏初时节，你可以在路边等地方看到我，闻到我的怡人清香。我不但可以食用，同时还是一味中药呢。

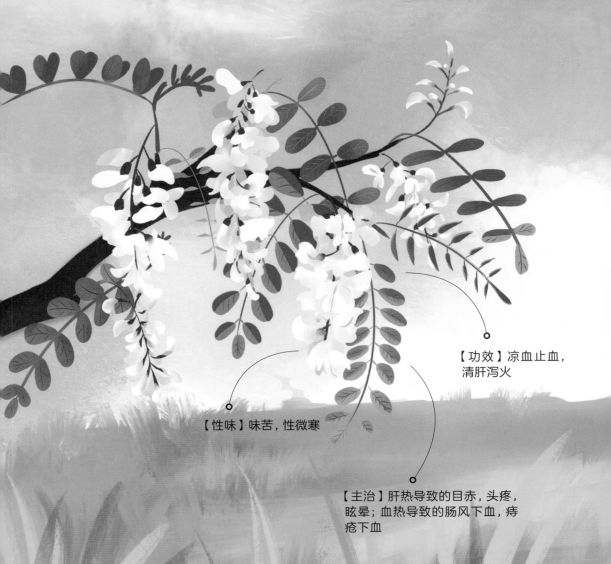

【功效】凉血止血，清肝泻火

【性味】味苦，性微寒

【主治】肝热导致的目赤，头疼，眩晕；血热导致的肠风下血，痔疮下血

听音频认本草

水洗

晒干

火炒

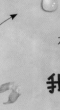

采摘

我是这样变成中药的

　　我生长在高大的槐树上，采摘时要注意安全。槐花可以生吃，但要记得先清洗一下。槐花洗净后晒干，再经过火炒，就可以作为中药使用了，平时也可以泡茶喝哦。

我从这里来

　　槐树在全国各地都有栽种，是一种常见的乔木。每年的4~5月，当天气渐渐暖和起来以后，我就开放了。我的花期为10~15天，花朵洁白，兼具观赏、食用和药用价值。

清热凉血

　　槐花具有清热凉血的作用。燥热的夏天，冲一杯槐花茶，或者适量吃一些槐花，有助于消除体热，维持正常的血液循环。

消肿止血

　　槐花还具有消除肿痛、止血的功效，入药时常搭配地榆使用，效果更佳。

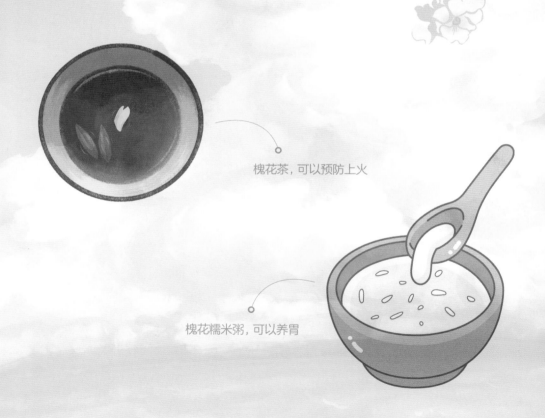

槐花茶，可以预防上火

槐花糯米粥，可以养胃

槐花的美味做法

　　槐花有很多美味做法，其中最常见的做法包括槐花炒蛋、槐花糕等，一起了解一下吧。

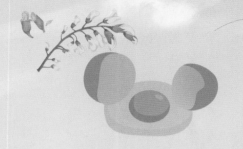

槐花炒鸡蛋，鲜香味美，还可以清热去火

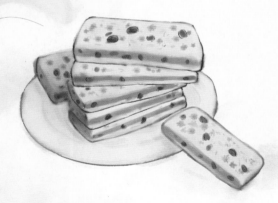

大米粉 200 克，糯米粉 80克，白糖 40 克，加少量水搅拌均匀，再加入适量洗净控水的槐花上锅蒸熟，香喷喷的槐花糕就做好了

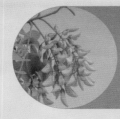

生活中的本草

槐花具有较高的观赏价值，除了白色槐花，还有黄色、红色、紫色等颜色的槐花，每到初夏，一串串地缀满树枝，十分漂亮。

栀子

清热消肿

　　我叫栀子，是灌木类植物栀子的果实。在古代，人们把酒杯叫作"卮"，因为我的外形像古代的酒杯，所以我被叫作"栀子"。栀子花的香味类似于奶油，浓郁而不刺鼻，花朵大而洁白，观赏价值高。

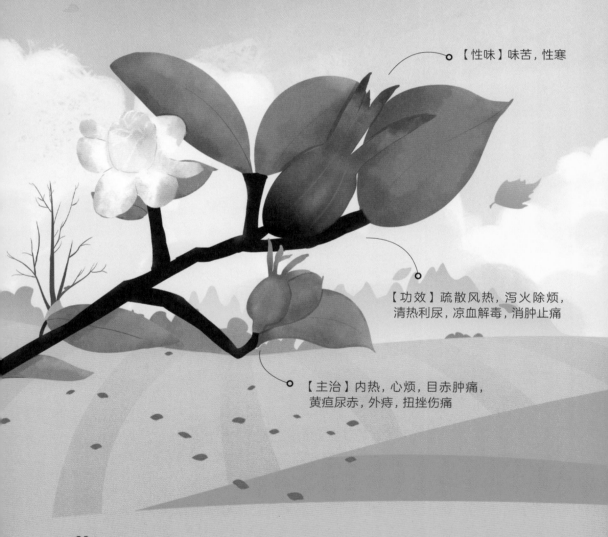

【性味】味苦，性寒

【功效】疏散风热，泻火除烦，清热利尿，凉血解毒，消肿止痛

【主治】内热，心烦，目赤肿痛，黄疸尿赤，外痔，扭挫伤痛

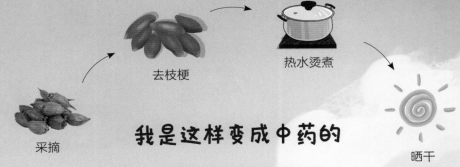

采摘　　去枝梗　　热水烫煮　　晒干

我是这样变成中药的

　　每年的 10 月左右，栀子花凋谢以后，我的果皮渐渐由绿色转为黄绿色，这时候最适合采摘。采摘后，去掉枝梗等杂物，在热水中稍微烫煮一下，然后放在太阳下晒干就可以了。

我从这里来

　　我是栀子树的果实。栀子树产于山东、河南、江苏等地，其中河南省唐河县被誉为"中国栀子之乡"。栀子树喜欢阳光，害怕严寒，每年 3 月下旬开始萌发新枝，4~5 月开始孕育花蕾，6 月开花，10 月中下旬就可以采摘我，制成中药了。

缓解口腔溃疡

栀子属于寒性中药，可以泻火。出现口腔溃疡时，可以用栀子泡水喝，有助于缓解症状。

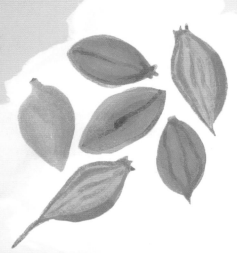

治疗流鼻血及肿痛

将清洗后的栀子花与橄榄油按照 1:3 的比例混合，静置 2 周，期间可以适当地晒一晒太阳。流鼻血时，将栀子花油涂抹于鼻腔即可。

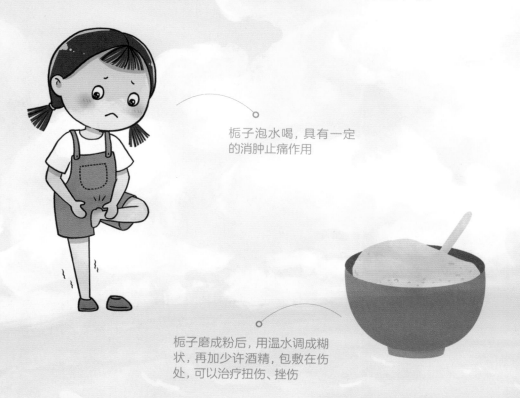

栀子泡水喝，具有一定的消肿止痛作用

栀子磨成粉后，用温水调成糊状，再加少许酒精，包敷在伤处，可以治疗扭伤、挫伤

栀子可以当染料

栀子不仅可以入药，还可以作为染料使用。研究发现，湖南马王堆汉墓出土的染织品，其中的黄色就是用栀子染制的。

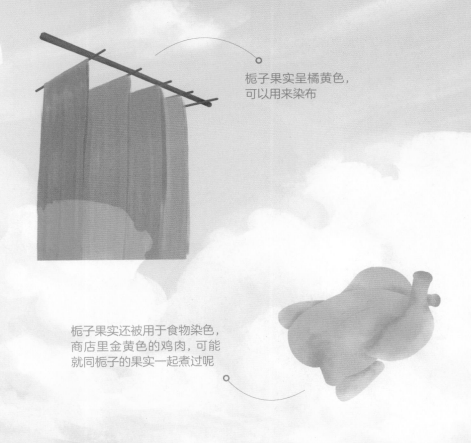

栀子果实呈橘黄色，可以用来染布

栀子果实还被用于食物染色，商店里金黄色的鸡肉，可能就同栀子的果实一起煮过呢

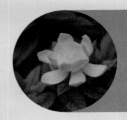

生活中的本草

栀子花能够吸收有害气体，净化空气，且花期较长。栀子对土壤要求不高，喜欢湿润的环境，有条件的小朋友可以尝试养一盆。

山楂

消食健胃

嘿，我是山楂，有的地方还叫我"胭脂红"。我的果实鲜红饱满，缀满枝头，像一个个红灯笼。我是一种药食两用的果实，既可作为日常水果食用，也能入药，具有很好的消食作用。

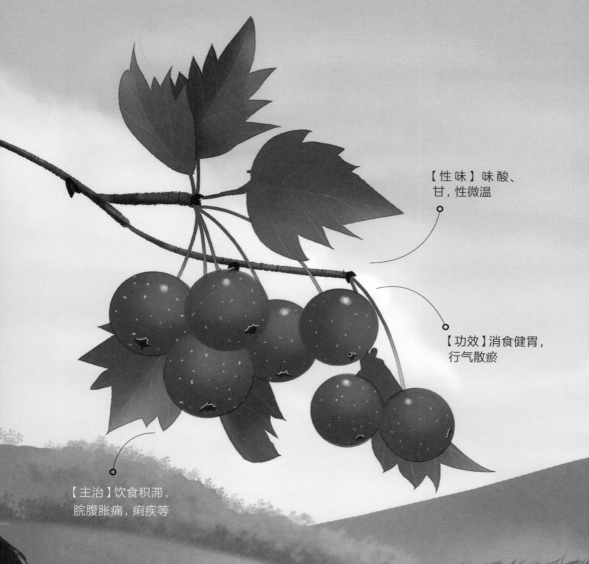

【性味】味酸、甘，性微温

【功效】消食健胃，行气散瘀

【主治】饮食积滞，脘腹胀痛，痢疾等

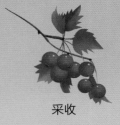

采收

切成薄片

听音频认本草

晒干

我是这样变成中药的

　　每年 9~10 月，采摘成熟的山楂果实，趁新鲜切成薄片，在太阳下晒干就可以了。山楂干可以用来泡水，也可以直接食用。要充分发挥山楂的药效，还需要将山楂放在锅中炒一炒。

我从这里来

　　我是山楂树的果实，有北山楂和南山楂之分。北山楂就是人们常吃的山楂果，南山楂则是指野山楂的果实。南山楂的体形较小，每年的 9~10 月成熟。

促进肠胃消化

山楂含有丰富的膳食纤维和蛋白酶等物质，有助于促进肠胃消化，起到健胃消食的作用。

缓解腹泻

山楂含有果胶成分，能够有效吸收水分，可用于缓解腹泻症状，但注意控制用量哦。

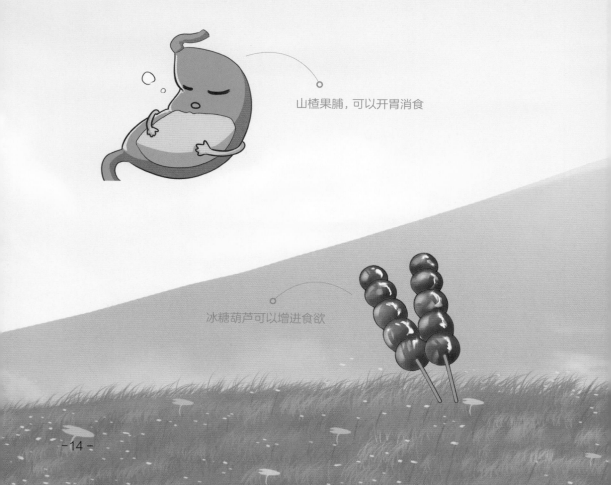

山楂果脯，可以开胃消食

冰糖葫芦可以增进食欲

山楂治疗冻疮

　　小朋友的皮肤细嫩，冬季户外活动时又容易着凉，因此容易得冻疮。山楂可以用于治疗冻疮哦。

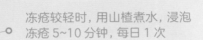

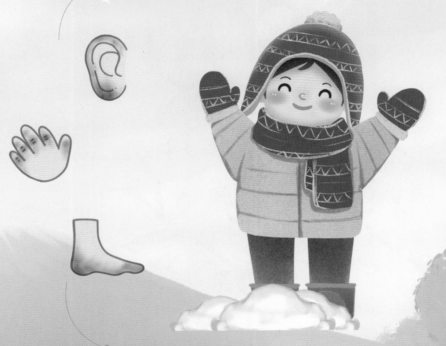

冻疮较轻时，用山楂煮水，浸泡冻疮 5~10 分钟，每日 1 次

冻疮较重时，鲜山楂捣成糊状，敷在冻疮处，每日 1 次

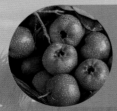

生活中的本草

山楂果肉中的有机酸含量比梨、苹果等的高出 2~3 倍，因此吃起来比较酸。而且，山楂虽然很酸，却是高糖水果，它的含糖量约为 22%~24%，因此一次不要吃太多哦。

石榴皮

止泻驱虫

"红红灯笼枝头挂，咧开大嘴笑哈哈"，小朋友，你能猜到谜底吗？没错，就是石榴，或酸或甜，可口多汁。你剥石榴的时候，可能会将我丢掉，但我其实也是一味中药哦。

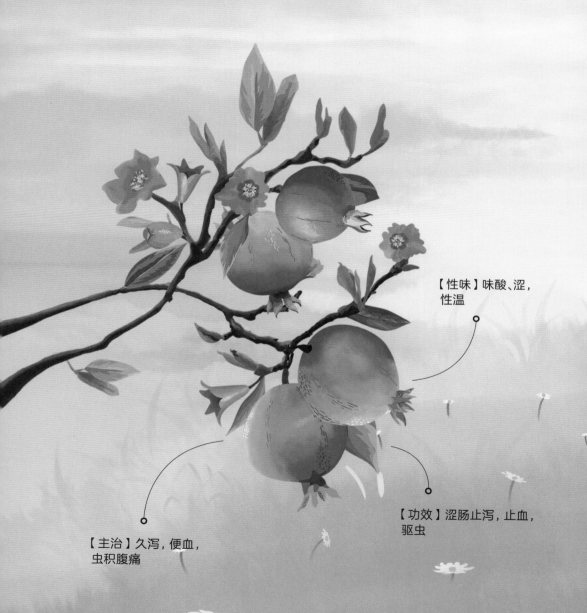

【性味】味酸、涩，
性温

【功效】涩肠止泻，止血，
驱虫

【主治】久泻，便血，
虫积腹痛

听音频认本草

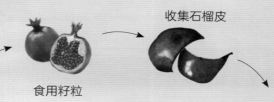

收集石榴皮

食用籽粒

我是这样变成中药的

采摘

晒干

每年秋季，采摘成熟的石榴果实，籽粒剥下食用，去除白瓤以后，将我收集起来，晒干备用，就可以了。

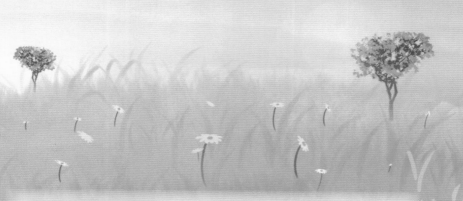

我从这里来

石榴树主要种植于安徽、江苏、河南等地，其中安徽省怀远县被誉为"中国石榴之乡"。石榴树的树姿优美，常被当作观赏性植物栽种在家里。石榴花在每年5~6月开放，灿若云霞，分外鲜艳，10月左右果实成熟。

缓解皮肤干燥

石榴皮含有类黄酮等物质，有助于缓解皮肤干燥。

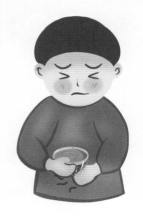

止泻驱虫

石榴皮可以收敛肠黏膜，减少肠道分泌物，因此可以有效治疗腹泻等症状。

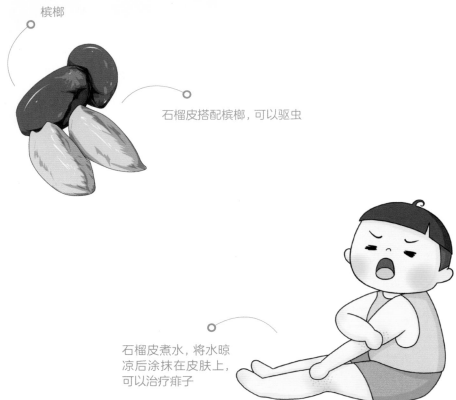

槟榔

石榴皮搭配槟榔，可以驱虫

石榴皮煮水，将水晾凉后涂抹在皮肤上，可以治疗痱子

石榴皮的妙用

石榴皮除了可以止泻、驱虫，还能抑菌、除污等，一起了解一下它的妙用吧。

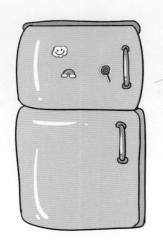

石榴皮含有单宁，可以抑制细菌繁殖，不妨把一些石榴皮放进冰箱，隔一段时间再换掉

厨房里的油污较多，可用石榴皮擦拭后清洗

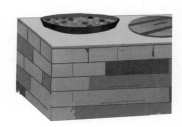

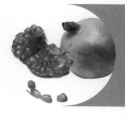

生活中的本草

将石榴皮掰成小块，用纸巾包好后，放在家中角落，可以驱散蚂蚁、蚊虫等。

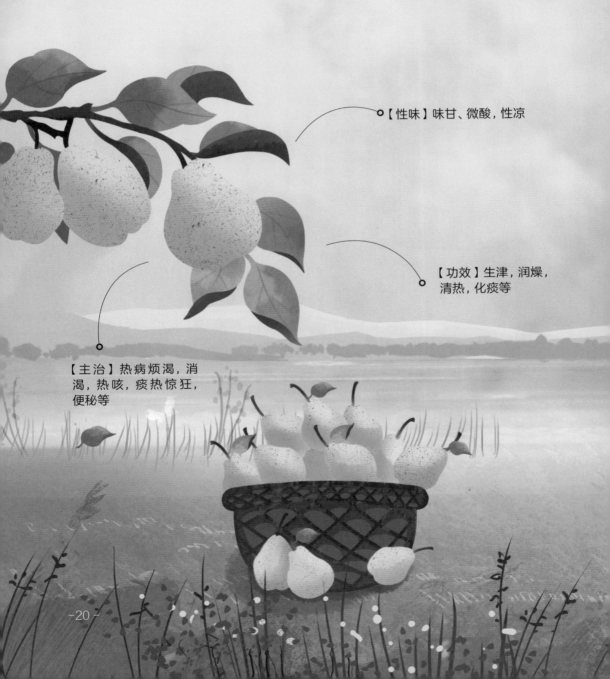

梨

润肺止咳

小朋友你好，我是梨，我尝起来脆脆甜甜的，是一种非常受欢迎的水果。同时，我的药用价值也很高，是润肺止咳、生津止渴的良药。

【性味】味甘、微酸，性凉

【功效】生津，润燥，清热，化痰等

【主治】热病烦渴，消渴，热咳，痰热惊狂，便秘等

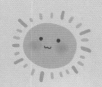

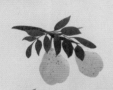

结果

采摘

切片晾晒

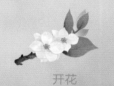

开花

超市

我是这样变成中药的

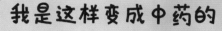

夏末秋初是我的果实成熟的季节，一般情况下，每年9月上旬至10月下旬，农民伯伯就可以采收了，当然，根据不同地区的温度差异，收获时间也会有所变化。虽然我具有药用价值，不过农民伯伯还是会将我作为水果送往市场，千万不要错过我呀。

我从这里来

我是梨树的果实。梨树对土壤的适应性很强，无论在山地、丘陵、洼地还是盐碱地，都能生长，但是农民伯伯还是会把梨树种植在土壤肥沃的果园里，以保证我的品质更好。梨树喜欢日照充足的地方，阳光越强，梨树生长得也就越快。梨树在生长期对水分的需求量也很大，要记得给梨树勤浇水呀。

生津止渴

　　梨具有生津止渴、清热解毒的作用，可以帮助我们缓解喉咙疼痛的症状，但一次不要吃太多。

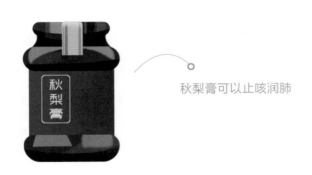

促进消化

　　梨中的营养成分可以促进胃酸分泌，而胃酸是一种帮助我们消化食物的物质，因此适当多吃一些梨，有助于促进消化、开胃，让你吃饭更香，身体更棒。

秋梨膏可以止咳润肺

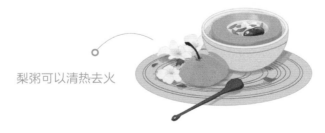

梨粥可以清热去火

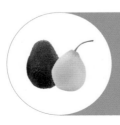

生活中的本草

细心的小朋友可能在超市看到过一种叫"鳄梨"的水果，但实际上鳄梨不是梨。鳄梨也就是我们平时说的牛油果，是樟科鳄梨属植物，果实为黄绿色或红棕色，口感绵软，两者只是名字相似，其实差别很明显哦。

梨的日常妙用

在民间，梨的吃法很多，作用也很多，一起看看吧。

梨具有很好的解酒作用，吃 1 个梨或喝 1 杯梨汁，可以缓解酒后身体的不适感，但小朋友要记得提醒家人少喝酒哦

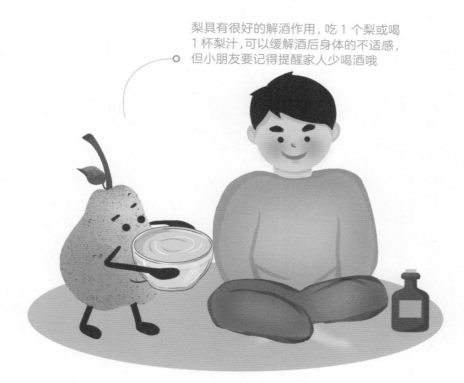

在装柿子的塑料袋里放 1 个新鲜的梨，5 天左右就可以让涩口的柿子变软、变甜

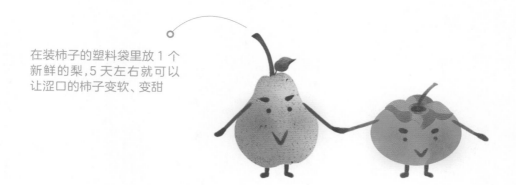

蜂巢
消炎止痛

小朋友你好，我是蜂巢。在鲜花盛开的季节，你一定见过蜜蜂的身影。蜜蜂可以帮助鲜花授粉、产出蜂蜜，是人类的好朋友。我是蜜蜂的家，也是一味对人有益的中药哦。

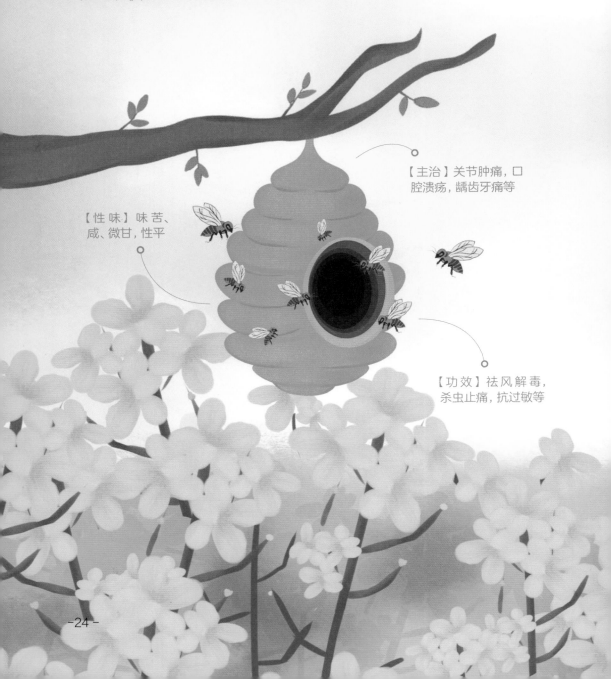

【主治】关节肿痛，口腔溃疡，龋齿牙痛等

【性味】味苦、咸、微甘，性平

【功效】祛风解毒，杀虫止痛，抗过敏等

采收蜂巢

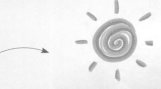

去杂质后晒干

我是这样变成中药的

　　我主要由工蜂分泌的蜜蜡组成。通常，蜂农们会在秋冬季节采收我，去除杂质后晒干，就可以作为中药使用了。

我从这里来

　　蜜蜂对生存环境没有特殊要求，在中国分布广泛。尤其是南方山区，适于养蜂而且产蜜稳定。蜂巢由多个六角柱形的蜂房构成，可以抵御大风、暴雨等，轻薄而坚固。

消毒杀菌

蜂巢中的营养成分具有很好的消毒杀菌作用。同时，蜂巢还具有提高人体免疫力的作用，可以帮助我们抵御病菌侵害，保持身体健康。

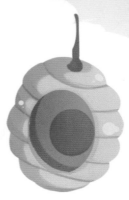

蜂巢水可以治疗鼻炎

蜂巢搭配细辛，可以治疗牙痛

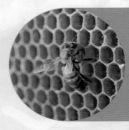

生活中的本草

蜜蜂是自然界天生的建筑大师，蜂巢结构精巧，既省材料，又能够很好地隔音、隔热。科学家受到蜜蜂的启发，在制造航天飞机、人造卫星等时，内部结构参考蜂窝，既结实又轻便，这些航天器也因此被称为"蜂窝式航天器"。

挑选蜂蜜的小窍门

比起蜂巢，我们日常生活中购买、食用更多的是蜂蜜。一起看看优质蜂蜜的挑选小窍门吧。

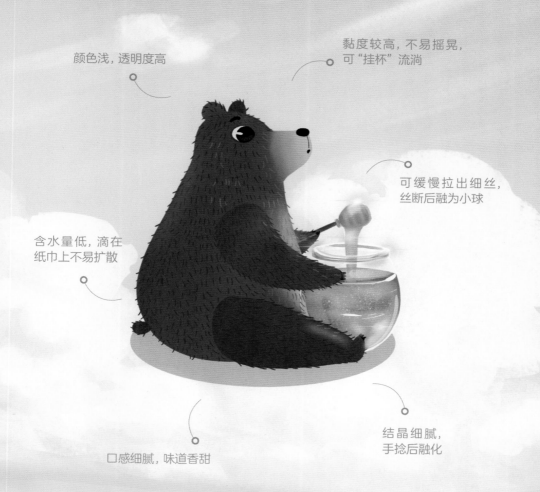

颜色浅，透明度高

黏度较高，不易摇晃，可"挂杯"流淌

含水量低，滴在纸巾上不易扩散

可缓慢拉出细丝，丝断后融为小球

口感细腻，味道香甜

结晶细腻，手捻后融化

蝉蜕
疏散风热

"牧童骑黄牛，歌声振林樾。意欲捕鸣蝉，忽然闭口立。"小朋友你好，炎炎夏日，你一定听过蝉鸣吧。我是蝉蜕，是蝉的幼虫羽化时蜕下的外壳，也是一味用途很多的中药哦。

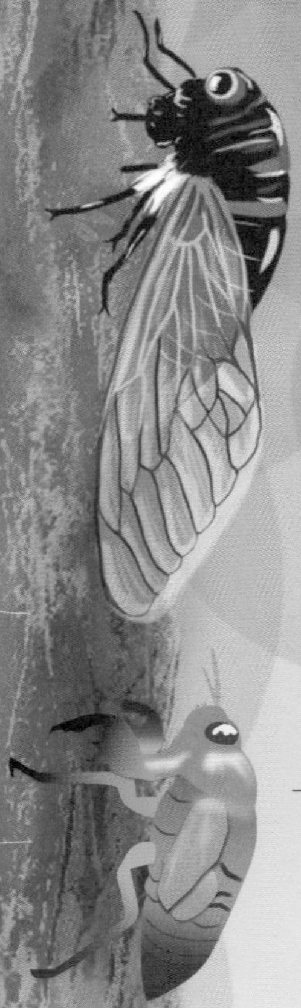

【性味】味甘、咸，性凉

【功效】疏散风热，利咽开音，透疹，明目退翳，息风止痉

【主治】风热感冒，温病初起，咽痛音哑，麻疹不透等

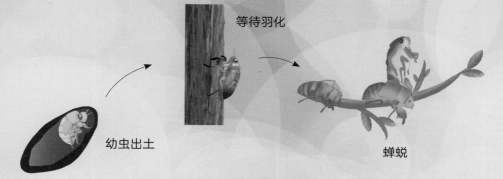

等待羽化

幼虫出土

蝉蜕

我是这样变成中药的

通常，每年的 6~8 月，蝉的幼虫会破土而出，就近爬到树木上等待蜕壳羽化。将我从树上摘下，拣去杂质、清洗晾干后，就可以入药了。

我从这里来

蝉分布于热带及温带地区，以吸食树木的汁液为生。蝉的幼虫生活在土中，通过吸食植物根部汁液维生，通常会在土中待几年甚至十几年后，才会钻出泥土，羽化成蝉。

治疗感冒

蝉蜕具有很好的疏散风热的作用。如果在夏天感冒发烧、烦躁或者睡不安稳的话，可以考虑用蝉蜕来治疗哦。

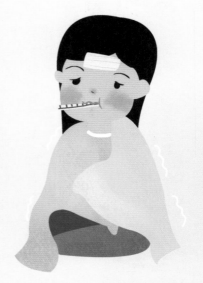

清热止痒

蝉蜕可以清热解毒，具有一定的止痒效果，可在医生指导下对症使用。

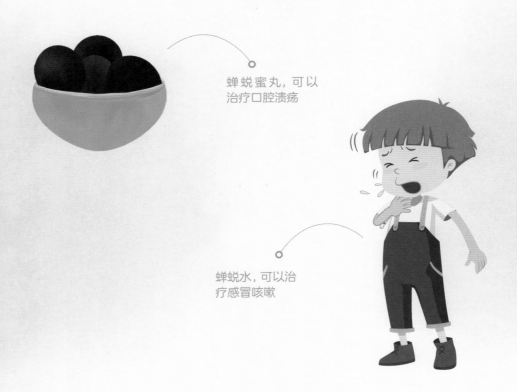

蝉蜕蜜丸，可以治疗口腔溃疡

蝉蜕水，可以治疗感冒咳嗽

小蝉蜕大用途

蝉蜕看似不起眼，实际上用途十分广泛。

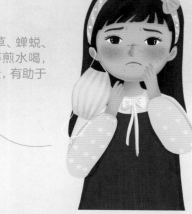

用等量的紫草、蝉蜕、
芍药、甘草等煎水喝，
连续服用几天，有助于
缓解脸上起痘

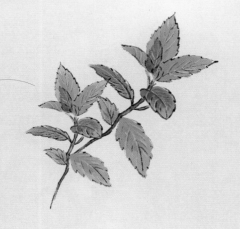

蝉蜕和薄荷各适量煎水喝，可用于
治疗咽喉发痒、小儿发热等

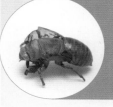

生活中的本草

我们在夏天听到的"知了，知了"的鸣叫声，其实并不是从蝉的喉咙发出来的。蝉的发声器官长在腹部，通过振动发出响亮的鸣叫声。蝉可以发出不同的声音，以向同类传递消息。

辛夷
鼻炎克星

小朋友你好，我叫辛夷，是紫玉兰的花蕾。紫玉兰树是公园里最常见的观赏树之一，每到春天就会开出非常漂亮的紫红色花朵，花香清新、淡雅、宜人，深受大家喜爱。

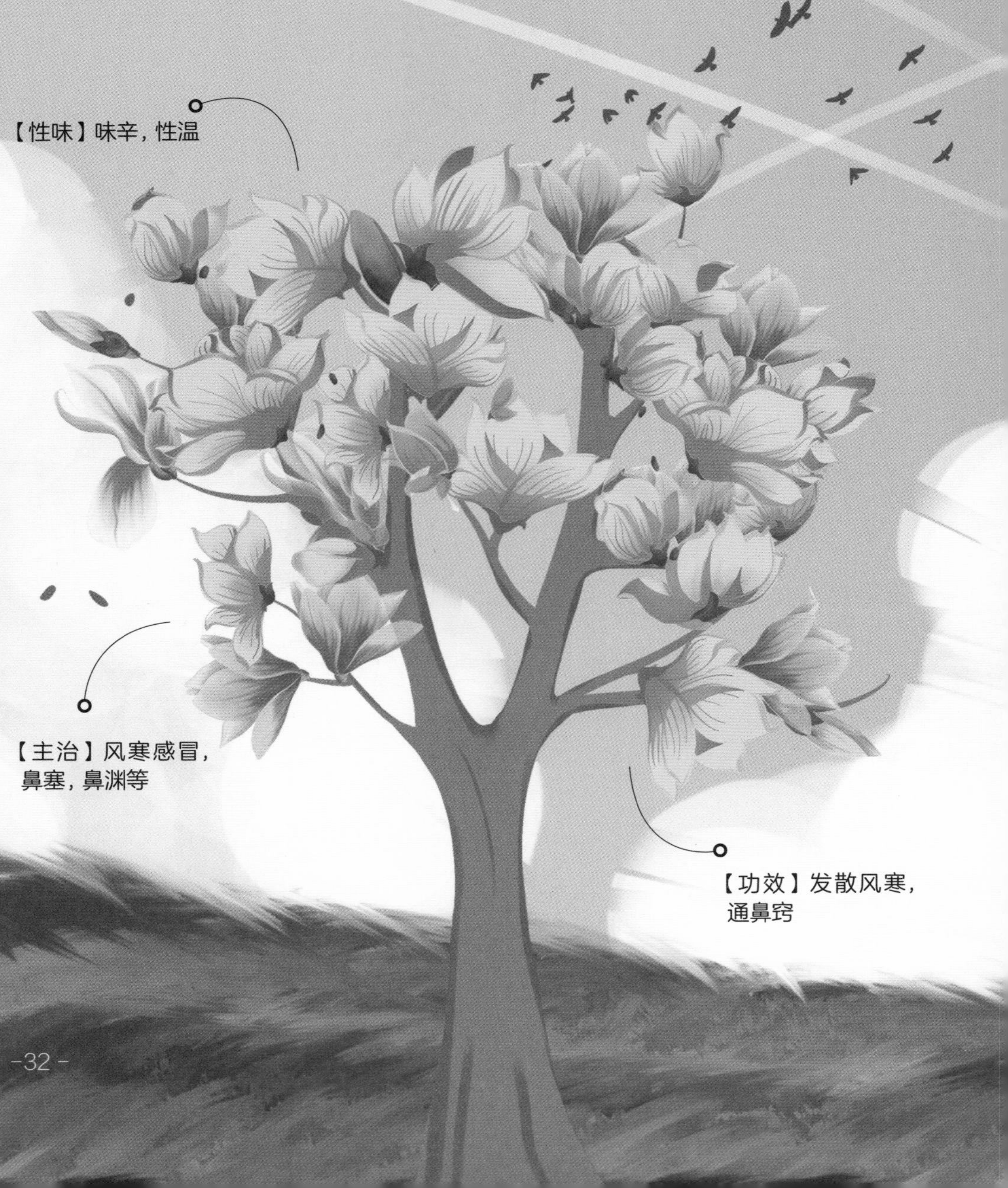

【性味】味辛，性温

【主治】风寒感冒，鼻塞，鼻渊等

【功效】发散风寒，通鼻窍

听音频认本草

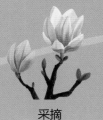
采摘

炒制

我是这样变成中药的

　　我作为中药已经有 2000 多年的历史了。每年的 3~5 月，在我还未开放时将我摘下，择去杂质和花柄后就可以直接使用了。或者将花蕾放到锅中炒制，炒至花蕾上的绒毛微微发黑，筛净灰尘即可。

我从这里来

　　紫玉兰是我国传统花卉，原产于福建、湖北、四川和云南西部海拔 300~1600 米的山坡上，喜欢温暖湿润、阳光充足的环境，以及排水性好、肥沃的沙土。随着种植技术的改良，紫玉兰已经成为全国各地最常见的观赏植物之一，甚至还被当作盆景栽种。

消炎止痛

　　辛夷中含有能够消炎杀菌的成分，对皮炎有很好的治疗效果。将辛夷煎汁，涂抹在皮炎患处，每天三四次，坚持使用 7 天，有助于减轻皮肤痛痒。

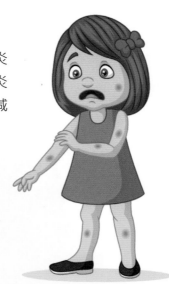

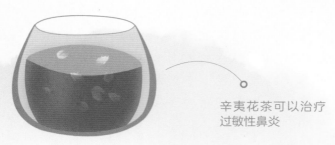

辛夷花茶可以治疗
过敏性鼻炎

辛夷搭配苍耳子、小麻油，
可以治疗慢性和萎缩性鼻炎

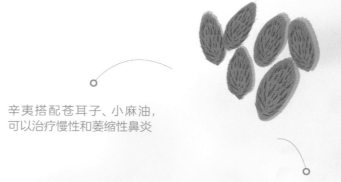

苍耳子

巧用辛夷治鼻炎

辛夷是治疗鼻炎的良药，与食材搭配也能起到很好的治疗作用哦。

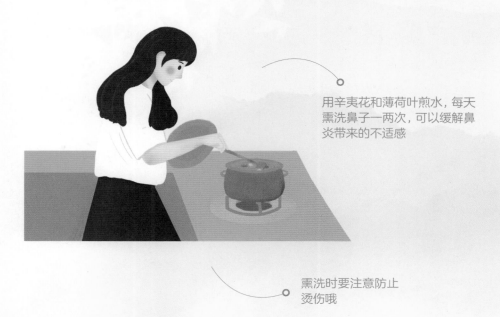

用辛夷花和薄荷叶煎水，每天熏洗鼻子一两次，可以缓解鼻炎带来的不适感

熏洗时要注意防止烫伤哦

用辛夷花和紫苏叶煎煮成汁，代茶饮用，也可以缓解鼻炎症状

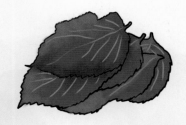

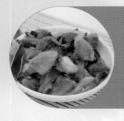

生活中的本草

辛夷外表有很多绒毛，容易刺激人的咽喉，带来不适感，因此在用辛夷煎汁前，可以用纱布将其包裹，避免绒毛掉进汤汁。

柿蒂

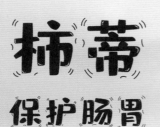

保护肠胃

你好，我是柿蒂，也就是柿子和树枝相连的部分。大家吃完柿子，通常就把我顺手丢掉了，其实我有不错的药用价值，可用于治疗呕吐、反胃、逆气等，能够有效保护小朋友的胃肠道哦。

○【性味】味苦、涩，性平

【功效】降逆下气

【主治】打嗝，呕吐，噫气，反胃

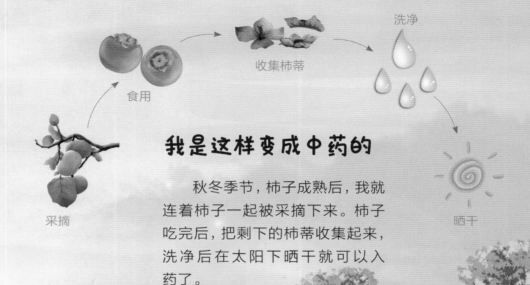

食用

收集柿蒂

洗净

采摘

晒干

我是这样变成中药的

秋冬季节，柿子成熟后，我就连着柿子一起被采摘下来。柿子吃完后，把剩下的柿蒂收集起来，洗净后在太阳下晒干就可以入药了。

我从这里来

我来自柿子树。柿子树属于乔木，通常能长到 10~14 米高，喜欢温暖的气候，当气温达到 12℃ 的时候，枝芽才开始萌发。柿子树通常在 3 月中下旬开始萌发枝芽，5 月中旬开花，10 月下旬至 11 月上旬就会长出金灿灿的柿子了。

治疗打嗝

打嗝在中医上被称为呃逆，多与饮食有关，特别是饮食过快、过饱的时候。柿蒂是治疗打嗝最常用的中药材之一，打嗝时不妨煮一碗柿蒂汤喝哦。

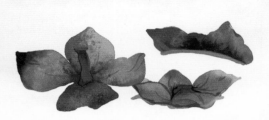

舒缓肠胃

小朋友的肠胃比较脆弱，吃得不好、吃得太多或是受凉时，容易把吃进去的饭吐出来。这时候，可以让妈妈用柿蒂煎水，再加入适量的姜汁饮用，能让肠胃变得舒服一些。

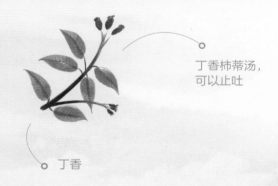

丁香柿蒂汤，
可以止吐

丁香

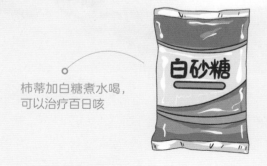

柿蒂加白糖煮水喝，
可以治疗百日咳

霜降吃柿子，不会流鼻涕

霜降是秋季的最后一个节气。霜降来临，意味着天气渐渐变冷，尤其是早晚开始降霜。有些地区的民俗认为，霜降这天吃柿子，冬天就能少感冒或流鼻涕。

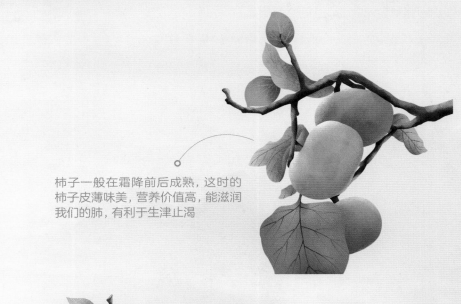

柿子一般在霜降前后成熟，这时的柿子皮薄味美，营养价值高，能滋润我们的肺，有利于生津止渴

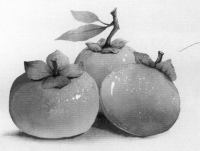

柿子虽然好吃，但不宜多吃，也不要空腹吃柿子哦

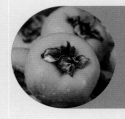

生活中的本草

俗话说"一个柿子十副药"，无论是新鲜的柿子，还是柿子的加工制品、柿叶、柿蒂等都具有一定的食用或药用价值，比如柿子叶可以用于治疗咳嗽。

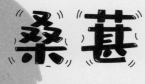

桑葚
民间圣果

小朋友你好，我是桑树的果实。提到桑树，你首先想到的应该是桑叶可以喂给蚕宝宝吃吧。实际上，桑树的作用可不止于此哦，作为绿化观赏树，桑树的根、叶、皮、果都可以入药。我——桑葚甚至被誉为"民间圣果"呢。

【性味】味甘、酸，性寒

【功效】补血滋阴，生津润燥

【主治】眩晕耳鸣，心悸失眠，津伤口渴，肠燥便秘

听音频认本草

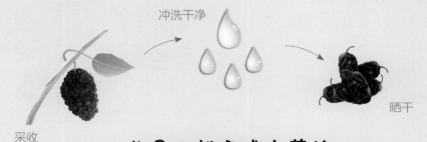

冲洗干净

晒干

采收

我是这样变成中药的

我成熟后，被采收并清洗干净，然后晒干，或者蒸制后再晒干，筛去杂质，就可以入药了。

我从这里来

我来自桑树。桑树原产于我国中部和北部，喜欢温暖湿润的气候，温度达到 12℃ 时就可以发芽。桑树耐干旱、耐贫瘠，对土壤的适应性很强，但是需要排水性好的土地。我成熟后会变成红色或黑色，吃起来酸酸甜甜的。

促进消化

　　桑葚中含有胡萝卜素、维生素等多种营养物质，有助于维持正常的脑部功能，还可以改善消化不良，促进消化。

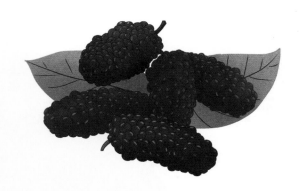

增强免疫力

　　桑葚中的营养成分还有利于促进人体血液循环，提高新陈代谢能力，帮助我们排出体内毒素，提高免疫力。

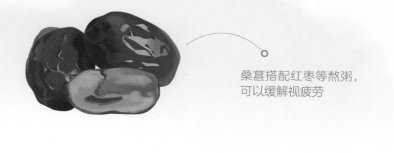

桑葚搭配红枣等熬粥，可以缓解视疲劳

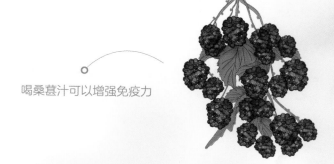

喝桑葚汁可以增强免疫力

食用桑葚有讲究

虽然吃桑葚对人体有很多好处，但是也有一些禁忌和讲究，一起了解一下吧。

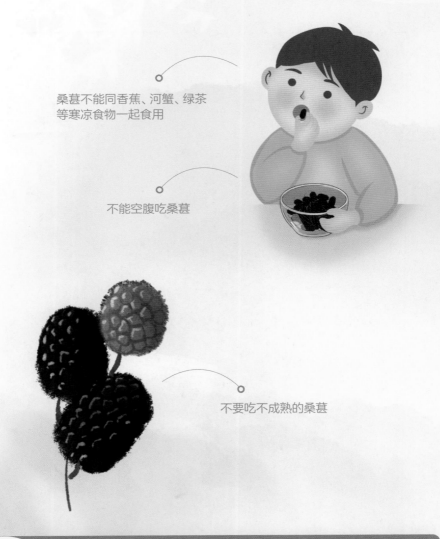

桑葚不能同香蕉、河蟹、绿茶
等寒凉食物一起食用

不能空腹吃桑葚

不要吃不成熟的桑葚

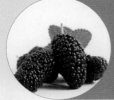

生活中的本草

古时候，很多人会在房前屋后种植桑树或梓树，正因如此，人们借
"桑梓之地"代指自己的故乡，以此表达思乡之情。

梓树

清热利水

小朋友你好，也许你不知道我的名字，但你很可能见过我。我是梓树，长着又高又直的树干、宽大的叶片，每年春天会开出一串串的白色小花。我的果实又细又长，像一条条绿丝带，从枝叶间垂下来，非常漂亮。

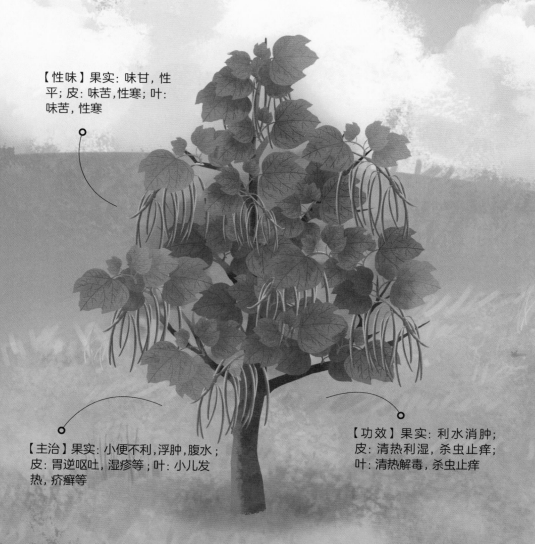

【性味】果实: 味甘, 性平; 皮: 味苦, 性寒; 叶: 味苦, 性寒

【主治】果实: 小便不利, 浮肿, 腹水; 皮: 胃逆呕吐, 湿疹等; 叶: 小儿发热, 疥癣等

【功效】果实: 利水消肿; 皮: 清热利湿, 杀虫止痒; 叶: 清热解毒, 杀虫止痒

听音频认本草

我是这样变成中药的

　　我的树叶、果实、树皮全部可以入药。夏季，采摘梓树叶泡茶或者当野菜吃，能够清热解毒；秋天，采摘成熟的梓树果实，晒干后就可以作为中药使用；冬天，采剥梓树皮，去掉杂质，洗净后切成细丝，晒干，就可以入药了。

树叶

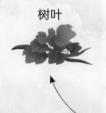

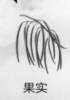

果实

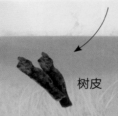

树皮

我从这里来

　　我的分布范围很广，全国多个省市都可以种植。我喜欢充足的阳光、温暖的气候和深厚肥沃的沙质土壤。我对土壤的肥力要求较高，要记得及时给我施肥，同时要经常为我除草，这样我才能生长得枝繁叶茂哦。

清热解毒

梓树的清热解毒功效主要体现在树叶和树皮上。用梓树叶、梓树皮煮水擦洗皮肤，有助于缓解一些皮肤症状。

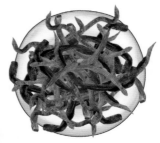

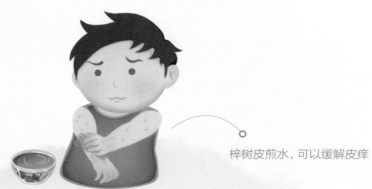

梓树皮煎水，可以缓解皮痒

梓树皮、梓树果实和玉米须煎水喝，可以消肿利水

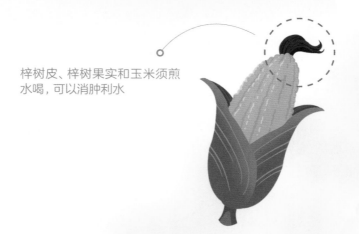

梓树的日常利用

除了药用价值高，梓树在人们的生活中也有很好的利用价值。

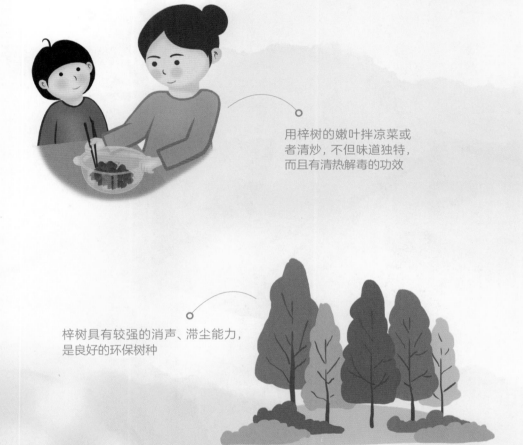

用梓树的嫩叶拌凉菜或者清炒，不但味道独特，而且有清热解毒的功效

梓树具有较强的消声、滞尘能力，是良好的环保树种

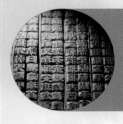

生活中的本草

印刷术是中国古代四大发明之一，其中雕版印刷技术需要雕版刻字，梓木是雕刻印刷板的优选材料，因此书稿送去印刷也被称为"付梓"，并沿用至今。

银杏
止咳良药

小朋友你好，我是银杏。我长着又高又直的树干、蝴蝶形状的叶片，在树林里见到我，你一定认得出来。你或许见过爷爷奶奶捡银杏果（白果）、银杏叶吧，我的果实和叶片都具有药用价值哦。

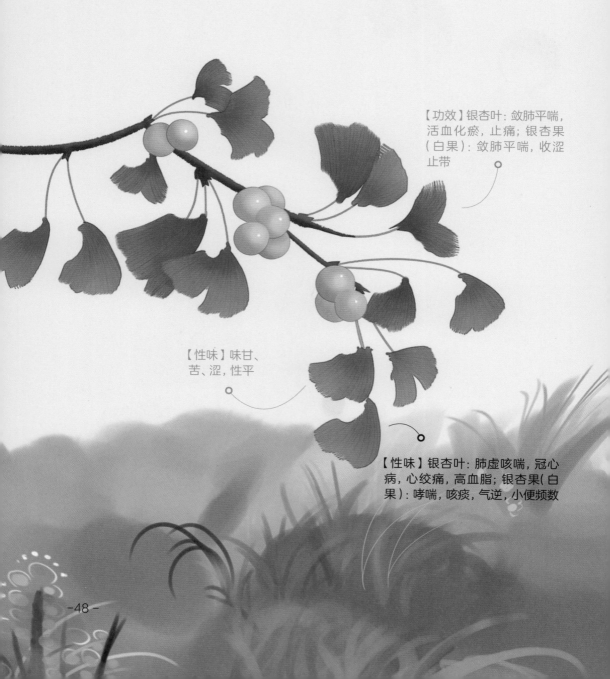

【功效】银杏叶：敛肺平喘，活血化瘀，止痛；银杏果（白果）：敛肺平喘，收涩止带

【性味】味甘、苦、涩，性平

【性味】银杏叶：肺虚咳喘，冠心病，心绞痛，高血脂；银杏果（白果）：哮喘，咳痰，气逆，小便频数

捡白果

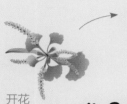

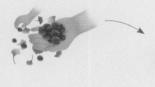

开花

去皮、漂白

我是这样变成中药的

每年的 9~10 月，白果（我的果实）成熟。待其落地后，捡收并去皮、漂白，就可以入药或者作为食物了。

银杏叶也可以入药。秋季时，采摘尚未变黄的叶片，晒干即可。小朋友们不要破坏观赏用银杏树哦，药用银杏树有专门的林场种植。

我从这里来

我是中国特有的珍稀树种，生长周期较慢，只有生长 20 年左右的雌树才会开始结果。我喜欢光照条件好、温暖湿润、水源充足、土壤肥沃的环境。

止咳养肺

白果具有止咳养肺的作用。少量吃一些白果可以帮助人们调养肺部，治疗呼吸系统疾病。

健脑益智

白果可以增强神经系统传递信息的能力，有助于提高记忆力，健脑益智。

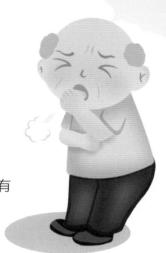

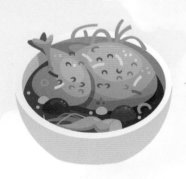

将少量白果和红枣、山药等一起炖鸡汤喝，有助于健脑益智

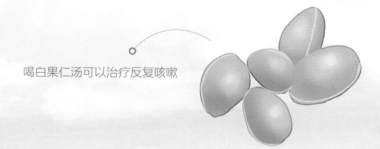

喝白果仁汤可以治疗反复咳嗽

白果的健康吃法

白果既可入药也可食用，但有着一定的毒性，要懂得科学、安全的健康吃法。

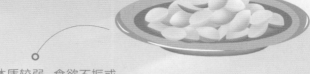

体质较弱、食欲不振或瘀血的患者不宜吃白果

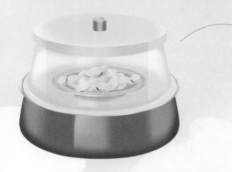

将鲜白果蒸到白壳裂口，剥掉白壳和果仁外面的红色薄膜，可以降低毒性

成年人吃白果一次不超过 10 颗，儿童一次 3~5 颗,5 岁以下幼儿不建议食用

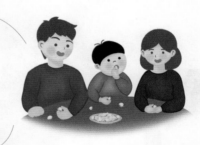

听从医生指导，不可随意食用

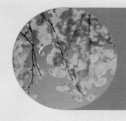

生活中的本草

银杏树最早出现于 3.45 亿年前的石炭纪，是地球上最古老的树种之一。银杏树的生长周期长，一棵银杏树可以存活千年之久，民间有"爷爷种树,孙子得果"的说法，因此银杏树又被称为"公孙树"。

侧柏叶

凉血止咳

我叫侧柏叶，是柏科植物侧柏的叶子。侧柏是一种常见的乔木，很多地方都有种植。你可能想不到的是，我也是一味中药哦。

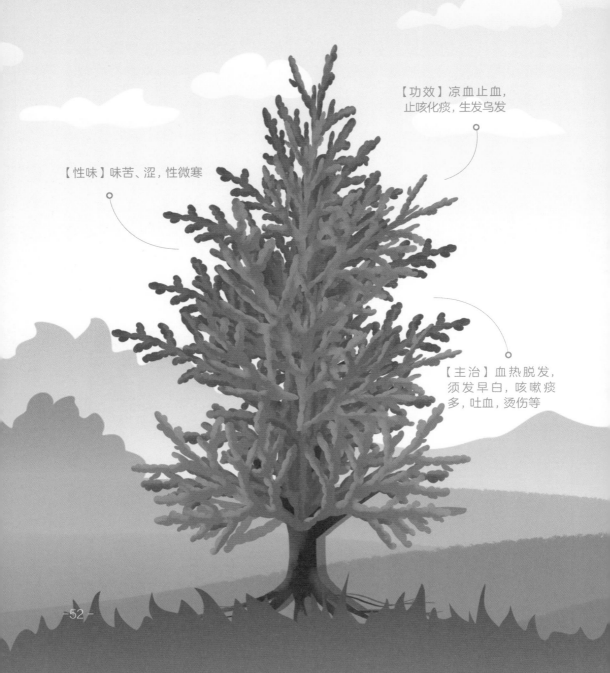

【功效】凉血止血，止咳化痰，生发乌发

【性味】味苦、涩，性微寒

【主治】血热脱发，须发早白，咳嗽痰多，吐血，烫伤等

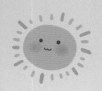

听音频认本草

捆成小扎

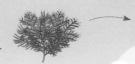

挑选较小枝叶

采收

放在通风处

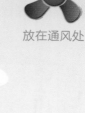

我是这样变成中药的

　　侧柏四季常绿,所以全年都可以采收我,但以夏天、秋天采集的质量最好。采收时,用剪子把侧柏的大枝剪下来,干燥后挑选较小的枝叶,捆成小扎,放在通风的地方就可以了;注意不要放在阳光下暴晒。将我放到锅内炒制,可以加强我的止血功效。

我从这里来

　　我来自侧柏树。侧柏树十分高大,高可近 20 余米,适应性强,耐干旱和高温,但抗风能力较弱,是中国最常见的观赏树木之一。

清热止咳

侧柏叶具有清热止咳的功效，感冒咳嗽时，可以适量使用侧柏叶治疗。

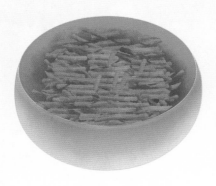

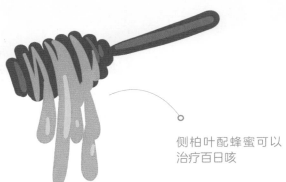

侧柏叶配蜂蜜可以
治疗百日咳

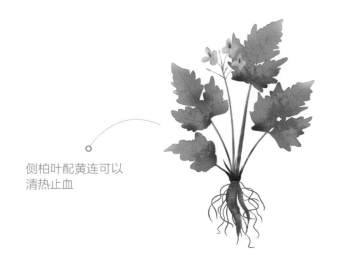

侧柏叶配黄连可以
清热止血

用侧柏叶洗头

侧柏叶还具有生发、乌发的作用，用它洗头，可以促进头发生长。

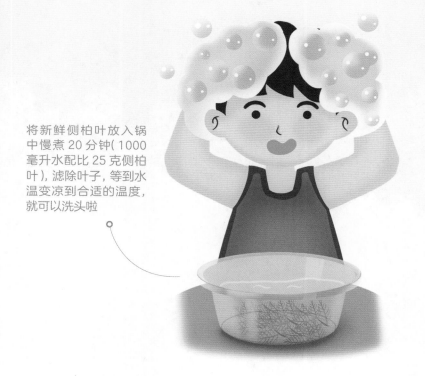

将新鲜侧柏叶放入锅中慢煮20分钟（1000毫升水配比25克侧柏叶），滤除叶子，等到水温变凉到合适的温度，就可以洗头啦

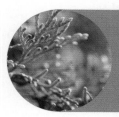

生活中的本草

侧柏自古就被广泛栽植于寺庙、陵园和庭院中。如在北京的天坛，大片的侧柏与皇穹宇、祈年殿等建筑相互呼应，清幽肃静。

女贞子
清热明目

小朋友你好，我叫女贞子，是木犀科植物女贞的果实，也是一味中药。女贞是一种高大的常绿树，能够净化粉尘、烟尘以及空气中的有害气体，常被当作绿化树木种植。

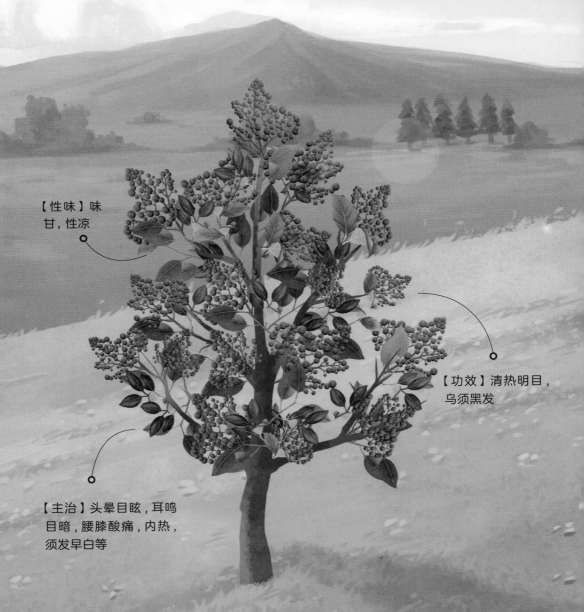

【性味】味甘，性凉

【功效】清热明目，乌须黑发

【主治】头晕目眩，耳鸣目暗，腰膝酸痛，内热，须发早白等

听音频认本草

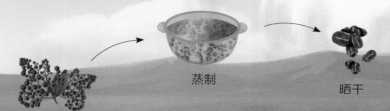

采摘　　　　　　　　　蒸制　　　　　　晒干

我是这样变成中药的

　　每年的 11~12 月，我就成熟了，由绿色变成黑蓝色。采摘我并择去枝叶，放到锅中稍微蒸制或者在沸水中烫一下，取出晾干就可以了。

我从这里来

　　我来自女贞树。女贞树在华东、华南、西南、华中等地区都能生长，喜欢温暖湿润的气候和土质肥沃、土层深厚的土壤。每年 6~7 月，女贞会开出一簇簇小白花，气味清香好闻，随后便会结出长椭圆形的女贞子，也就是我了。

清肝明目

女贞子具有清肝明目的作用，可用于治疗视力下降、头发变白等。

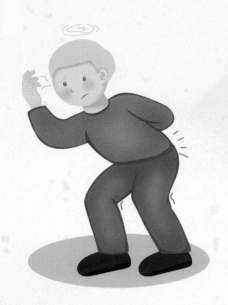

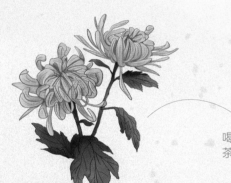

喝女贞子菊花枸杞茶，有助于保护视力

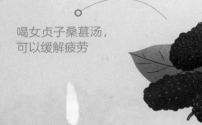

喝女贞子桑葚汤，可以缓解疲劳

女贞树叶用处多

女贞树不止果实可以入药，女贞树叶也是一味中药，中药名叫作"女贞叶"。

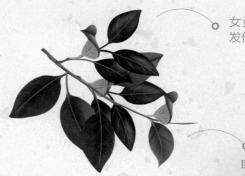

女贞叶可以消肿止痛，对反复发作的口腔溃疡疗效尤佳

取 7 片新鲜的女贞叶煎水喝，每天 3 次，可治疗口腔溃疡

取 60 克新鲜的女贞叶，洗净后捣烂，加 200 毫升凉开水调成药汁漱口，可以缓解牙周炎

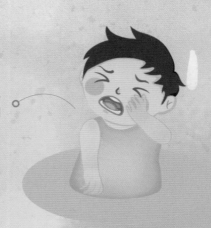

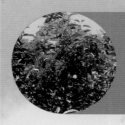

生活中的本草

女贞子的果实成熟后不会直接从树枝上掉落，而是成为许多鸟类过冬的粮食。正因为如此，女贞树也被视为生命的象征。

蒲桃
开胃止泻

小朋友你好，我叫蒲桃，是桃金娘科常绿乔木蒲桃树的果实。蒲桃树是一种南方常见的果树，能够防风固沙，且花蕊细长如丝，兼具环保和观赏价值。我不但是一种水果，也是一味中药哦。

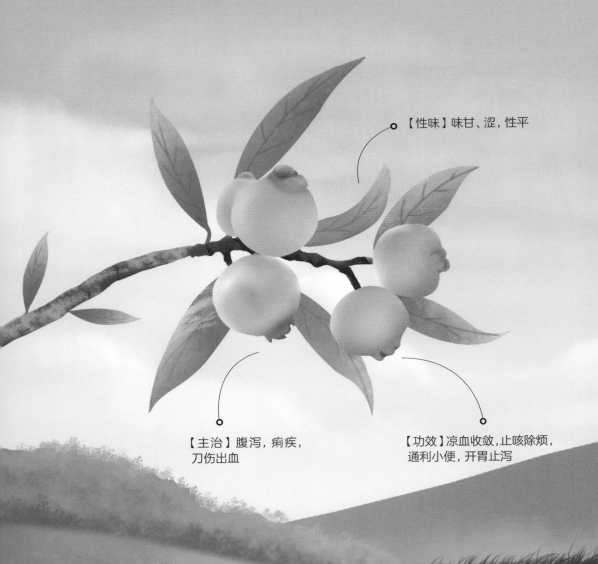

【性味】味甘、涩，性平

【主治】腹泻，痢疾，刀伤出血

【功效】凉血收敛，止咳除烦，通利小便，开胃止泻

结果

采摘

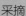

听音频认本草

开花

我是这样变成中药的

我的入药加工方法比较简单。每年的5~6月，采摘成熟的我，煮熟食用就可以了；或者晒干后储存起来。

水煮

我从这里来

蒲桃树是热带植物，喜欢阳光充足、高温潮湿的生长环境，不耐霜冻，在中国多生长于南方城市。种植时，建议选择肥沃、疏松、潮湿的土壤，并勤加施肥、除草、除虫。昼夜温差越大，我的品质越好。

治疗咳嗽

蒲桃可以治疗咳嗽。如果因为上火而咳嗽或者嗓子不舒服，可以适当吃一些蒲桃，有助于缓解症状哦。

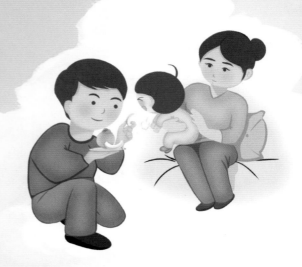

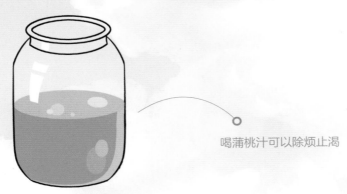

喝蒲桃汁可以除烦止渴

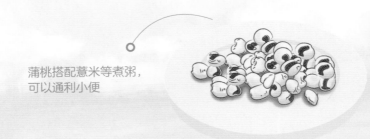

蒲桃搭配薏米等煮粥，可以通利小便

巧选蒲桃

蒲桃营养丰富，既是水果，又具有一定的食疗作用。下面一起看看挑选蒲桃的方法吧。

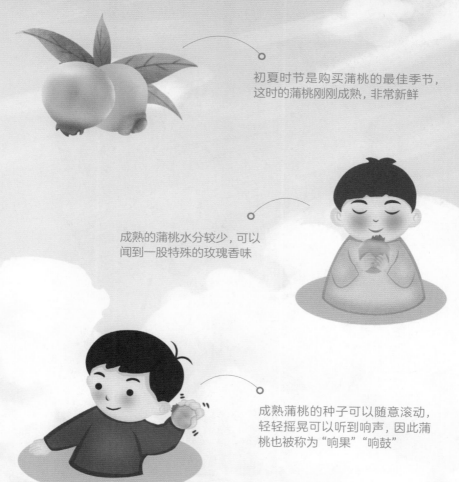

初夏时节是购买蒲桃的最佳季节，这时的蒲桃刚刚成熟，非常新鲜

成熟的蒲桃水分较少，可以闻到一股特殊的玫瑰香味

成熟蒲桃的种子可以随意滚动，轻轻摇晃可以听到响声，因此蒲桃也被称为"响果""响鼓"

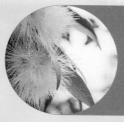

生活中的本草

蒲桃可以做成蜜饯。撒适量的盐，沾满蒲桃果肉，静置2小时；将盐冲洗干净，然后将蒲桃放到通风处晾干；将晾干的蒲桃放到干净容器中，每铺一层蒲桃放一层冰糖，加盖密封后放入冰箱，等到冰糖全部化开，就可以食用了。

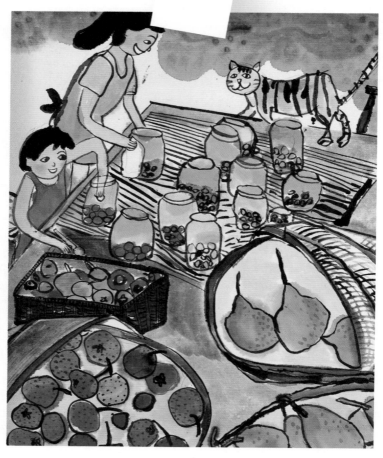

绘画：马千墨（7岁）